LETTRE

AUX

MÉDECINS FRANÇAIS

SUR LA NÉCESSITÉ

DE SPÉCIALISER DE BONNE HEURE

LES ÉTUDES DES JEUNES GENS

QUI DOIVENT DEVENIR MÉDECINS;

Par F.-S. RATIER

DOCTEUR EN MÉDECINE DE LA FACULTÉ DE PARIS
MÉDECIN DU COLLÉGE MUNICIPAL DE ROLLIN ET DE LA MAISON COCHIN
(SALLE D'ASILE MODÈLE)
DIRECTEUR-FONDATEUR DE L'ÉCOLE PRÉPARATOIRE DE MÉDECINE
ETC. ETC.

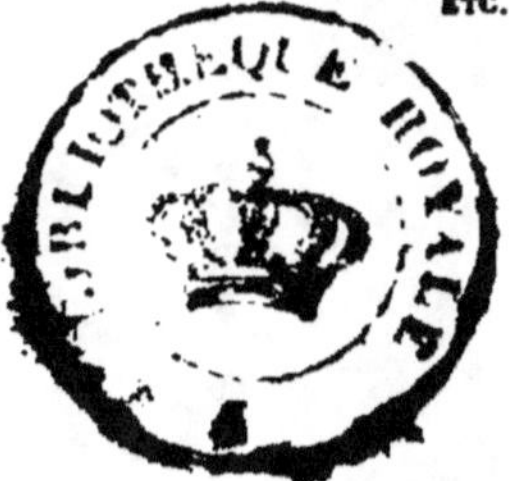

PARIS

CHEZ J.-B. BAILLIÈRE, LIBRAIRE-ÉDITEUR,

RUE DE L'ÉCOLE-DE-MÉDECINE, N° 13 BIS.

1838

SUR LA NÉCESSITÉ

DE SPECIALISER DE BONNE HEURE

LES ÉTUDES DES JEUNES GENS

QUI DOIVENT DEVENIR MÉDECINS.

———•◦•———

Dans un précédent écrit j'ai indiqué quelques moyens d'améliorer les études médicales, j'ai tenté même de les mettre à exécution ; maintenant je viens soumettre au jugement des médecins quelques aperçus résultant de mes études et de mes expériences sur la manière d'étudier et d'enseigner la médecine, et leur demander le concours de leurs réflexions et de leurs lumières. Ce sujet, dont je m'occupe depuis longtemps, est d'un intérêt actuel, en ce moment où l'organisation médicale va être l'objet d'une loi qui sera soumise aux Chambres dans la session prochaine, où l'on s'occupera aussi des concessions qu'il peut être raisonnable de faire à la liberté d'enseignement. Espérons qu'il en résultera une amélioration que tout le monde désire, car l'on comprendra sans doute que c'est par la base qu'il faut commencer l'édifice.

De toutes les professions celle de médecin est peut-être celle dans laquelle on voit le plus souvent le fils succéder à son père; et l'on s'explique ce fait en observant que, dans cette profession qui repose sur la confiance, la clientèle peut plus facilement se transmettre par héritage que par toute autre voie, indépendamment de ce que le médecin qui aime son art en inspire d'ordinaire l'amour à son fils et souhaite le voir s'y livrer après lui. Il en a été de même de toute antiquité, sans doute pour la même cause, et cela semble maintenant plus vrai que jamais.

De cette tendance incontestable résulte la nécessité de *spécialiser de bonne heure*, et même *dès le commencement*, les études des jeunes gens qu'on destine à la profession de médecin; par ce moyen, en effet, se confirmeront les vocations naturelles, se formeront celles qui sont incertaines, et enfin seront constatées ces dispositions antipathiques, contre lesquelles il est inutile et funeste de vouloir lutter.

On s'étonnera peut-être qu'on n'ait pas songé plus tôt à une idée si naturelle, lorsque depuis si longtemps on avait compris que d'autres carrières exigeaient une direction spéciale et qu'on avait pris des mesures tendant à familiariser, le plus tôt possible, les enfants avec ce qui doit faire l'objet de leurs travaux pendant tout le reste de la vie. Ainsi, par exemple, considérant combien la vie de l'homme de guerre est différente de celle des autres citoyens, on veut que, dans les écoles militaires, les jeunes enfants, tout en faisant les études communes à toute bonne éducation, contractent des habitudes de discipline et de soumission à leurs chefs, s'exercent au maniement des armes et aux évolutions militaires, et enfin s'appliquent, d'une manière particulière, aux mathématiques envisagées sous le rapport de la topographie, de la fortification, etc.

D'après des observations analogues se sont élevées des écoles de marine, où les élèves, à bord d'un bâtiment, voient et touchent tout ce qui est relatif aux manœuvres en même temps que la démonstration leur en est faite et qu'ils prennent d'ailleurs les connaissances générales des langues, de l'histoire, de la géographie et des mathématiques; en donnant à ces deux dernières sciences une attention proportionnée à l'importance qu'elles ont pour l'homme de mer.

Les écoles ecclésiastiques des divers cultes, plus distinctes encore de toutes les autres, n'ont-elles pas pour objet d'imprimer, dès le jeune âge, une impulsion spéciale à l'esprit des disciples et de les exercer à la prédication, à l'enseignement, à la controverse? Ne cherche-t-on pas aussi à leur y donner des habitudes de gravité, de modestie et de méditation en rapport avec la sainteté du ministère auquel ils sont destinés?

Les études universitaires elles-mêmes, loin d'être générales, comme on le prétend, sont, au contraire, très spéciales, et dirigées de la manière la plus judicieuse pour faire des professeurs de l'Université. Aussi voyons-nous les élèves qui se sont distingués dans leurs classes se destiner, pour la plupart, à l'enseignement et entrer à l'Ecole normale. On voit également ceux qui viennent après les premiers, trop faibles pour suivre la carrière laborieuse du professorat, dédaigner les professions industrielles et commerciales, comme étant au-dessous de leur capacité, et préférer *la position indépendante de l'avocat sans cause* ou de *l'homme de lettres*. De sorte que, suivant une heureuse expression, l'enseignement, dit général, peuple le monde de quelques bons professeurs et d'un grand nombre de *mauvais journalistes et d'hommes à projets*. Le plus ordinairement les hommes qui se distinguent dans les sciences ou les arts n'ont manifesté leur vocation que quand, soustraits à l'influence du collége, ils ont pu se livrer aux études de leur choix et développer leurs facultés naturelles.

Un peu désabusée des *gens de mots* qui ont régné trop longtemps, l'époque actuelle veut des *hommes de faits et d'expérience*, qui puissent néanmoins, quand il sera nécessaire, réduire leurs observations en théories qu'ils sauront, au besoin, exposer et soutenir par le secours de la parole et de la plume. Il ne faut plus qu'on fasse métier de parler ou d'écrire; mais il faut que chacun puisse écrire ou parler quand il aura quelque chose d'utile à communiquer à ses semblables.

Loin de moi toute idée de critique malveillante; je n'attaque point ce qui existe, je me borne à exposer ce que je crois pouvoir être fait, sans rien détruire et sans aucune difficulté notable, et j'ose croire que l'Université permettrait et encouragerait même une tentative faite avec prudence et dont les résultats sont assez faciles à prévoir. Ce que je propose ici d'ailleurs m'appartient moins qu'à des personnes éclairées et hautement placées dans le monde médical et universitaire, et qui ont considéré ce projet comme pouvant présenter quelques avantages.

Partant du principe qu'il faut séparer dès le commencement ce qui est destiné à être toujours séparé, il faudrait fonder un établissement spécial et exclusivement consacré aux enfants destinés de longue main à la médecine ; c'est assez dire qu'on y recevrait plus particulièrement des fils de médecins. Ces jeunes gens y entreraient à l'âge de douze ans, sachant seulement ce que la grande majorité a coutume de savoir à cette époque : lire, écrire, quelque peu de latin et de grec, quelques notions d'histoire et de géographie, les premiers éléments de l'arithmétique ; en un mot ils seraient de force de quatrième. On pourrait, par un cours d'études bien combiné et bien suivi, faire qu'à seize ans ils fussent en état de subir l'examen de *bachelier ès-lettres* et celui de *bachelier ès-sciences, tels qu'ils sont exigés par l'Université.* Rien n'est plus simple et plus naturel. Quant aux moyens d'exécution propres à assurer le succès, il suffirait d'employer un personnel *assez nombreux* pour que l'enseignement pût *s'individualiser* autant que possible et pour qu'il ne se perdît pas de temps, comme cela est inévitable toutes les fois qu'on prétend agir sur des masses trop considérables. Plusieurs établissements, au premier rang desquels je place le collége Rollin, ont accepté ce principe, auquel ils ont dû les plus heureux résultats. Qu'un professeur n'ait jamais au-delà de vingt élèves, et tout le monde travaillera ; que le temps des jeunes gens soit divisé par des travaux successifs et convenablement entremêlés de repos et d'exercices corporels, et l'on aura des études bien faites parce qu'il n'y aura ni dégoût ni ennui. Voilà tout le secret.

Une longue expérience a démontré que l'enseignement collectif ne convient qu'à une époque avancée de l'éducation, tandis qu'au commencement il doit y avoir entre l'élève et le maître une communication directe, immédiate et continuelle. C'est en effet alors que se posent les fondements sur lesquels tout doit s'appuyer, et que, si le découragement s'empare du jeune homme, tout est perdu sans retour.

Dans ce *collége médical* la pensée dominante et exclusive sera qu'*on doit faire des médecins ;* et ceux qui comprennent bien toute la gravité et toute l'importance de ce titre ne songeront pas, j'ose l'espérer, qu'il puisse m'être venu dans la pensée de négliger les études qui nous servent à paraître convenablement dans le monde ; ces études, au contraire, on s'efforcerait de les y faire faire d'une manière tout à la fois plus philosophique et plus agréable ; précisément dans l'intention qu'il en restât quelque chose aux jeunes gens, et qu'ils ne s'empressassent point, comme cela serait trop souvent, de secouer, avec la poussière des classes, jusqu'au moindre souvenir de ce qu'on leur y a fait apprendre.

Si donc nous prenons pour base des études de latin et de grec, et des langues vivantes, des auteurs qui traitent des sciences naturelles et médicales, c'est afin que des faits se gravent dans la mémoire accompagnés des formes linguistiques qui les représentent, et il ne nous semble pas déraisonnable de choisir, de préférence, les faits parmi ceux qui doivent être les plus usuels. Ce ne sera pas une raison pour négliger ni Homère, ni Virgile, ni Cicéron, ni Démosthène ; mais, de même que ces auteurs devront avoir le pas, si l'on veut faire des poètes ou des orateurs, de même ils doivent le céder à Hippocrate et à Celse quand il sera question de faire des médecins ; de même l'histoire de la médecine et la géographie médicale devront appeler spécialement l'attention, sans faire cependant négliger la généralité de ces deux sciences. La rhétorique et la philosophie trouveront aussi leur place, et la philosophie surtout présidera toujours à l'ensemble de l'éducation au lieu d'arriver seulement à la fin ; mais ce sera une philosophie pratique et d'application continuelle.

Les études de physique, de chimie et d'histoire naturelle, longtemps inconnues dans les colléges, et maintenant admises dans ces établissements comme accessoires et par une concession presque forcée aux idées du siècle, marcheront dans le collége médical de pair avec les autres études, jusqu'au moment où les élèves devront s'en occuper d'une manière exclusive. On sait combien ces sciences positives ont d'attraits pour la jeunesse et combien elles sont en harmonie avec ses facultés. Elles dressent l'esprit, et, en l'occupant d'une manière aussi agréable qu'utile, elles préviennent, plus sûrement qu'aucun autre moyen, les écarts de l'imagination. Que de choses les élèves ne pourraient-ils pas apprendre, grâce à cette fraîcheur et à cette puissance de mémoire dont on tire malheureusement trop peu de parti! A quelle époque est-on plus apte à saisir tout ce qui est forme, description et nomenclature? C'est l'opinion des hommes les plus distingués, et notamment de lord Brougham, qu'on ne saurait trop tôt commencer à instruire les enfants, et chacun a observé que ce qu'on *a bien appris* dans l'enfance est gravé d'une manière ineffaçable dans la mémoire.

Donc, en frappant sans cesse les yeux des élèves par des objets relatifs aux sciences naturelles, en les leur donnant pour modèles de dessin, on les leur ferait apprendre sans effort, et presque sans qu'ils s'en aperçussent.

Je laisse à mes lecteurs le soin de développer ces idées, et j'appelle de tous mes vœux et les conseils de ceux auxquels j'expose ici ce qu'ils ont pensé plus d'une fois eux-mêmes, et les objections de ceux qui voient la question sous un autre point de vue. Je recevrai avec un égal empressement les uns et les autres, et je m'efforcerai de faire tourner le tout au profit de la science et de la profession.

Je me résume en disant que, dans les quatre années de séjour dans le collége médical, les élèves auront fait dans une forme différente leur troisième, leur seconde, leur rhétorique et leur philosophie, comme ils auraient fait ces classes dans un collége royal, mais en même temps un cours de sciences naturelles beaucoup plus complet et ayant une direction plus spéciale. J'ose croire cependant que, si quelque circonstance venait à détourner ces jeunes gens de la carrière de la médecine, ils ne seraient pas moins propres que les autres élèves de l'Université à embrasser telle profession que la volonté de leurs parents ou le sort viendrait à leur indiquer, et que tous arriveraient à une bonne position, puisque ceux-là seulement resteraient dans la médecine, chez lesquels on aurait constaté une vocation suffisante et une aptitude au moins ordinaire.

Ce résultat, j'ose le croire, viendrait de l'éducation qu'ils auraient reçue dans le collége médical, dont le chef aurait sans cesse devant les yeux cette idée, que la médecine est une magistrature et un sacerdoce, et qui appellerait fréquemment sur ce sujet l'attention de ses élèves, en leur montrant par des exemples d'autrefois et de nos jours que les plus grands médecins ont été des hommes vertueux et même des hommes très religieux. Il tâcherait de leur faire voir que l'incrédulité systématique est une absurdité toute pareille à l'aveugle crédulité, et en exerçant toujours leur raison, il les conduirait probablement à se faire une opinion qui leur appartînt en propre et à n'être point les échos du premier enthousiaste qui voudrait les séduire.

Ce collége médical, cette véritable école préparatoire de médecine, à qui appartiendrait-il de la fonder si ce n'est aux médecins français?

Ne faudrait-il pas qu'une semblable institution fût digne de servir de modèle sous tous les rapports, et qu'elle montrât combien les médecins seraient utilement consultés sur la grande et importante question de l'instruction publique? Avec un local vaste et commode, il faudrait des constructions parfaitement en harmonie avec le besoin des études; un matériel suffisant pour l'enseignement de la physique, de la chimie, de l'histoire naturelle; enfin un personnel choisi pour l'enseignement et l'administration. En un mot, il faudrait un établissement dans les proportions de l'école militaire de La Flèche, où il serait si facile au Gouvernement d'établir une division spéciale pour les fils des officiers de santé militaires.

On a vu autrefois à Paris des colléges fondés et entretenus par des villes, par des provinces et même des royaumes étrangers; tels furent le collége de Reims, de Navarre, de Narbonne, de Bayeux, de la Marche, le collége des Quatre-Nations, les colléges des Irlandais, des Anglais, des Ecossais. Eh bien! pourquoi les médecins français ne fonderaient-ils pas, au moyen d'une souscription, un collége des médecins français? collége dans lequel seraient admis seulement des fils de médecins, pour y être élevés sous leur direction et d'après leurs vues, puisqu'il serait dirigé par un conseil choisi parmi les fondateurs. Il s'agirait là, non d'une spéculation, mais d'une entreprise nationale. Les sommes versées ou seraient un don destiné à fonder des bourses en faveur des fils de médecins pauvres, ou seraient remboursées aux souscripteurs, intérêt et principal, mais sans accroissement ; et les bénéfices seraient consacrés en partie à des accroissements et des améliorations dans l'établissement, et en partie à la fondation de nouvelles bourses à la disposition des fondateurs, de telle sorte qu'au bout d'un certain temps l'éducation des fils de médecins pourrait être toute gratuite.

Certes ce serait une belle et utile fondation, et nous nous estimerions heureux d'en avoir suscité l'idée à nos confrères, auxquels nous nous empresserions de communiquer un plan beaucoup plus explicite.

Nous augurons assez bien de leur patriotisme éclairé et de leur amour de l'art pour croire que bientôt nous la verrons se réaliser, et nous nous efforcerons d'y contribuer de tout notre pouvoir.

En attendant leur concours, nous essaierons, dans de modestes proportions, d'effectuer un peu de ces améliorations si désirables, en formant dans l'école préparatoire de médecine que nous avons fondée une seconde division dans laquelle nous recevrons les fils de médecins à partir de l'âge de douze ans, pour leur donner une éducation conforme aux idées que nous avons exprimées précédemment, et que nous soumettons au jugement des médecins français.

Nous terminons en priant nos confrères de la manière la plus pressante de nous aider de leurs conseils, et de nous accorder leur suffrage par des lettres motivées, afin que nous puissions les joindre à la demande en autorisation que nous nous proposons d'adresser au Gouvernement, puisqu'il y a lieu de faire une exception aux lois et règlements de l'Université. Nous espérons que nos confrères de Paris et des départements ne nous refuseront pas cet appui moral, sans lequel un projet qui nous semble utile ne saurait être mis à exécution.

Paris, le 16 décembre 1837.

Depuis que cette lettre est écrite, nous avons reçu de l'Université l'autorisation suivante, la plus large que nous puissions désirer; nous la devons à l'influence si éclairée et si bienveillante du doyen de la Faculté de Médecine, qui ne laisse aucune chose utile sans lui accorder son puissant patronage.

UNIVERSITÉ DE FRANCE.

ACADÉMIE DE PARIS.

Paris, le 31 janvier 1838.

Monsieur,

J'ai l'honneur de vous informer que M. le Ministre à examiné de nouveau, en Conseil royal d'Instruction publique, la demande que vous avez formée à l'effet d'être autorisé à ouvrir à Paris une ECOLE PRÉPARATOIRE DE MÉDECINE.

Le Conseil, dans sa séance du 6 décembre 1836, avait

déjà décidé qu'il y avait lieu de vous autoriser à ouvrir cette école dans le local dont vous avez transmis le plan, et qu'un délai de six mois vous était accordé pour l'obtention du grade de bachelier ès-sciences.

Par un nouvel arrêté du 12 décembre 1837, le Conseil royal a décidé qu'il n'y avait pas lieu d'exiger de vous ce grade, attendu que vous êtes docteur en médecine.

Votre établissement se trouve ainsi régulièrement autorisé.

Recevez, Monsieur, l'assurance de ma considération distinguée,

L'Inspecteur général, *chargé de l'administration de l'Académie*,

Signé ROUSSELLE.

IMPRIMERIE DE E. DUVERGER,
rue de Verneuil, n° 4.